AF564215

GASTEIN

STATION
THERMALE & CLIMATÉRIQUE D'ÉTÉ

par

le docteur Gustave PRŒLL
Médecin à Bad-Gastein (été)
à Nice (hiver).

4. EDITION.

VIENNE (AUTRICHE).
CHARLES GEROLD FILS, ÉDITEUR.
1879.

Plan
Bad-Gastein

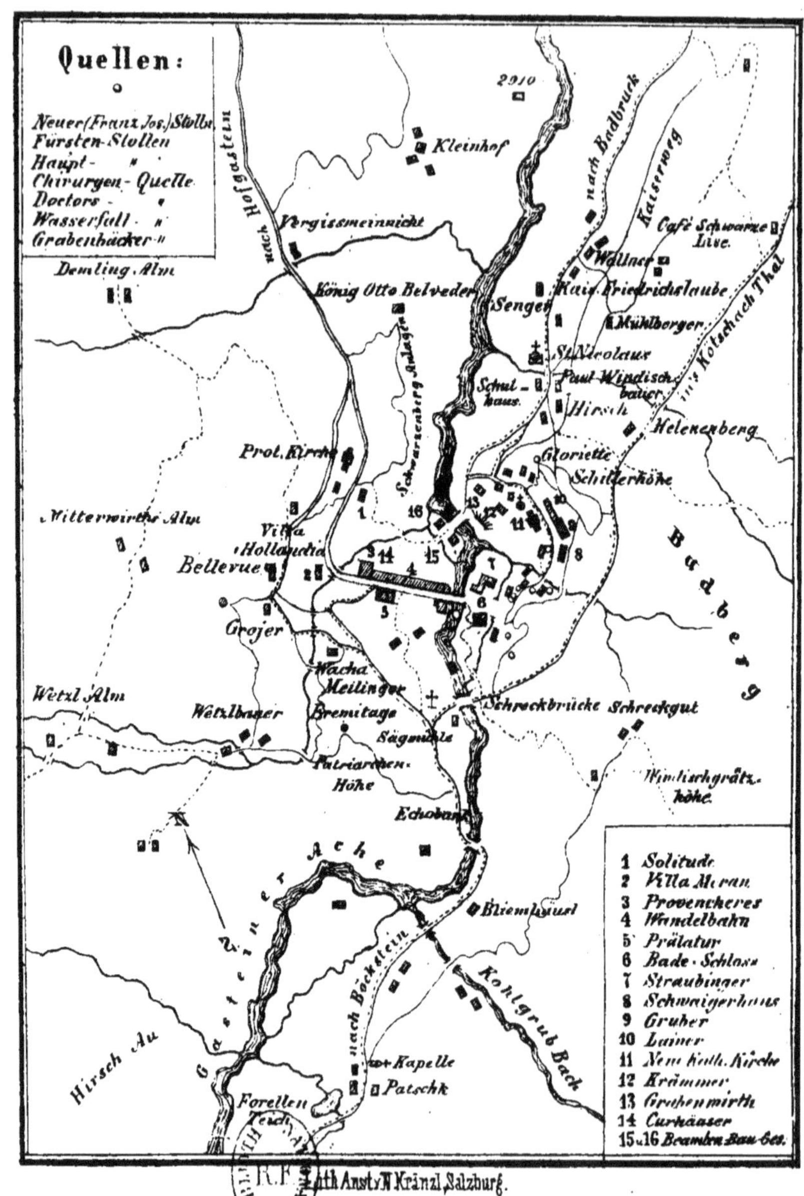

Lith Anst. v. N. Kränzl, Salzburg.

GASTEIN

STATION
THERMALE & CLIMATÉRIQUE D'ÉTÉ

par

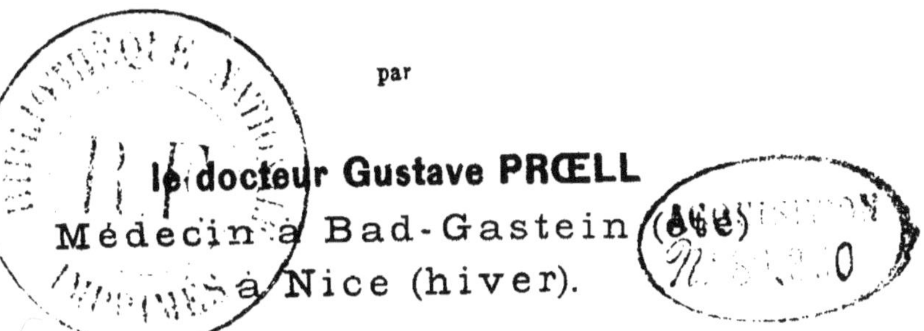

le docteur Gustave PRŒLL

Médecin à Bad-Gastein (été)
à Nice (hiver).

4. EDITION.

VIENNE (AUTRICHE).
CHARLES GEROLD FILS, ÉDITEUR.
1879.

Imprimerie Charles Gerold fils à Vienne.

GASTEIN

LES EAUX THERMALES

ET SON CLIMAT

PAR

D[R.] GUSTAVE PRŒLL

Médecin consultant aux Eaux de Bad-Gastein, Membre correspondant de la Société des médecins à Vienne (Autriche) — de l'Institut impérial de Géologie et de la Météorologie à Vienne — de la Société des sciences, des lettres et des arts à Nice — chevalier de l'ordre brésilien de la rose.

4. EDITION

AVEC DEUX LITHOGRAMMES.

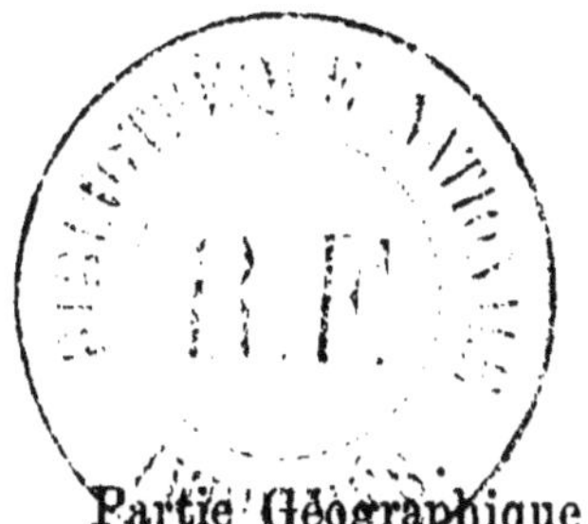

Index.

Partie Géographique.

Situation.

Bad-Gastein n'est qu'un petit village de 40 maisons environ, mais célèbre et unique au monde par ses vertus thermales et par sa situation étonnamment pittoresque — au pied même des sommités les plus élevées des Alpes centrales du *duché de Salzbourg* — province de *l'empire d'Autriche.*

Les montagnes qui enferment *la vallée de Gastein* font partie des *Alpes-Noriques* qui séparent la province de Salzbourg de la Carinthie à la frontière d'Italie.

De cette chaîne des Alpes, appelée aussi *Tauern* (taureau, de la largeur de leur sommets) se détachent trois vallées, (dont celle *de Gastein* au milieu) parallèles et placées verticalement sur la vallée principale de la Salzach, (petite rivière qui parcourt la province de Salzbourg), à droite la vallée de *Gross-Arl* — à gauche celle de *Rauris.*

Toutes les trois vallées s'etendent du Nord au Sud et sont serrées à leur pointe septentrionale par un défilé et sont traversées par des ruisseaux qui portent le nom générique *d'Ache* (torrent) qui se jettent dans la Salzach.

La montée de la vallée de Salzach par le defilé *de Klam* (Pass-Klam) à la vallée de Gastein promène le voyageur à travers un paysage magnifique et presque effrayant; sortant delà pour pénétrer dans la paisible vallée, le voyageur respire plus librement et s'écrie: „A travers la nuit à la lumière“; ayant le pressentiment que le cours lent, pénible du traitement sera suivi d'heureux résultats.

La vallée de Gastein se compose de *trois plateaux étagés* 1) celui de Nassfeld (hauteur 1624 mètres;) 2) celui de Böckstein (1080 m.) et enfin celui 3) de Hof-Gastein (870 m.) Entre les plateaux de Böck-Gastein et Hof-Gastein est situé le village de *Bad-Gastein*, dont *l'altitude* (prise de la place de Straubinger) est 1023 m. selon l'Institut météorologique.

Bad-Gastein n'est donc pas situé dans la vallée même, mais sur le flanc d'une élévation (espèce de pont) entre les deux montagnes *Graukogel* (2600 m.) et *Stubnerkogel* (2000 m.) qui d'après la légende, autrefois unies furent séparées par une révolution géologique, un tremblement de terre, probablement horrible, mais qui donna naissance à la source divine. — (Parturiunt montes et prodit mirabilis aqua!) Par ce même déchirement violent des montagnes, *le lac* qui couvrait ou formait la vallée de Böckstein, trouva sortie (ou fissure nouvelle) et en se précipitant dans le ravin, frémissant et bouillonant avec fureur, se changea en torrent, qui depuis forme une des cascades les plus superbes de l'Europe (hauteur de 85 m.).

La *latitude* de Bad-Gastein est de 47° 8′ 3″.

La *longitude* est de 10° 46′ à l'Est du méridien de Paris.

La *distance* de Salzbourg est de 97 kilomètres ou 15 milles.

Le parcours se faisait auparavant en 12 heures, avec la malle-poste (Eilwagen) ou avec un voiturier en une journée et demie — même dans une journée avec relais; mais depuis 1875 le chemin de fer de Salzbourg, d'Innsbruck et de la Styrie est terminé jusqu'à *Lend*, et de Lend à Bad-Gastein il n'y a que 4 heures en voiture.

Note. Au lieu de Wildbad-Gastein (comme on le nomme dans les vieux documents) on l'appelle généralement maintenant *Bad-Gastein* (Gastein les bains), pour le distinguer de Wildbad en Wurtemberg qui a des sources semblables.

Partie Géologique.

Le Sol.

Le terrain duquel sortent les sources, comme presque *tout le sol* de Bad-Gastein, consiste en *Gneiss*; mais plus on s'approche de **l'Est** et de **l'Ouest** — plus apparaissent les lames *micaschisteuses* (Glimmerschiefer) (au Gamskahr).

Vers le **Sud** (Böck-Gastein) on voit la transition du *Gneis* au *Granit* — vers le **Sud-Ouest** (dans la vallée Angerthal) on trouve le *calcaire micàschiste* (calcaire crystallisée, ou originaire) *pierre* blanche (Weissstein) qui brille au soleil comme du marbre.

On doit se servir, comme à Nice, des binocles (couleur fumée) pour pouvoir supporter l'éclat éblouissant, non seulement du trottoir, composé de cette pierre, mais aussi de la chaussée postale, dont le pavé est composé de pierres calcaires micaschistes.

Vers le **Nord**, dans le défilé de Klamm on s'étonne de voir des rochers tout entièrement composés de petites pierres, couleur grise-noirâtre qui ont l'air d'être de petit bois pétrifié — et qui consiste de *carbonate de chaux* (ou calcaire de transition).

Le *gneiss* est souvent traversé par des veines blanches de Quartz; plus on s'avance vers Böckstein et Nassfeld plus le *Quartz* augmente, et dans la vallée *Anlaufthal* on trouve une si grande quantité de Granit, que l'église entière est bâtie de cette pierre.

Dans ces roches, principalement dans l'Est, on cherchait, trouvait et on trouve encore de l'or, de l'argent et du cuivre — du soufre et de l'Arsenic — et dans le Nord-Est beaucoup de *grenates* dans les couches verdâtres de *Gneiss.*

On appelle toute la chaîne vers Sud-Est le groupe des montagnes d'or — et Théophrastus Paracelsus prétendait, avoir trouvé de l'or, de l'argent et de l'Arsenic dans les eaux chaudes de Gastein, qui sortent de cette montagne (Graukogel). — *Les sables et les blocs* emportés par les ruisseaux — et *les couches,* qui naissent par la désagrégation — et qui forment le sol des champs, prairies et jardins — ne consistent que des silicates alcalins et terreux.

Partie Météorologique.

Le climat

est le produit de la situation géographique et de la nature du sol.

Depuis 23 ans l'auteur a établi une station météorologique à Bad-Gastein et y a fait toutes les observations — même pendant 3 hivers. — Il en résulte que c'est une des stations d'été les plus fraîches en Europe — et néanmoins en automne et hiver une des moins froides.

Bad-Gastein est entouré de tous les cotés de hautes montagnes; quoique situé sur le versant du Nord — cette exposition est modifiée et presque adoucie par l'incliuaison de la vallée vers l'Ouest et par la direction des chaînes parallèles des montagnes de l'Ouest à l'Est; elle est encore protégée contre le Nord par le glacier *Wetterwand* qui ferme comme un mur la vallée de Gastein.

Seulement dans la direction Sud-Ouest une espèce d'échancrure existe dans la muraille crènelée des glaciers, par laquelle le seul vent dominant, *le vent de Sud-Ouest* peut entrer et entre très souvent en Avril et mi-Octobre — souvent même *le véritable Sirocco d'Afrique* qui souffle plutôt dans les hauteurs que dans les profondes vallées fondant les masses de neige plus rapidement que le soleil. — C'est lui qui empêche le progrès des glaciers, qui adoucit le climat et fait qu'en hiver généralement la neige fond chaque semaine; que les pins à Bad-Gastein en hiver conservent leurs couleurs, tandis que dans la vallée plus basse de Hof-Gastein ils sont gelés.

La coïncidence de trois facteurs 1) le voisinage des glaciers 2) protection contre les vents du Nord et de l'Est 3) la fréquence du Sirocco a pour produit le rare phénomène qu'en été on peut observer dans l'espace de 14 — quelque fois 7 jours toutes les quatre saisons.

Le vent du Sud-Ouest amène la pluie (automne) celle-ci termine presque toujours par la neige (hiver); le même vent du Sud-Ouest fond la neige (printemps) — et rapporte la chaleur — (été). Ordinairement après deux jours de climat d'été vient la pluie avec des brouillards et la même série commence de nouveau. C'est très-ennuyant pour les visiteurs nerveux — mais pour les malades ce changement continuel est beaucoup plus avantageux qu'une chaleur ou sècheresse continuelle qui agace les nerfs, et fait que les bains tièdes ne peuvent pas être si bien supportés que pendant une série de jours froids ou pluvieux. — En été (Juin, Juillet, Août) le nombre moyen de jours de pluie est 17, au printemps (Avril et Mai) et en automne (Septembre et mi-Octobre) seulement 9. Quantité moyenne de l'année 304 lignes.

Le plus grand *nombre de brouillards* est en été (pendant la journée) et en automne seulement le matin.

La *température* moyenne *de l'année* est de 4° R. (5° Cels. 40° Fahr.) et celle de la *saison* de 10° R. (12° Cels. 58° Fahr.)

Le *maximum* de l'année ne s'élève jamais au de là de 24° R. (30° Cels. 86° Fahr.)

Puisque à Bad-Gastein la *température en été* est plus basse que dans les plaines — le maximum de la tension de vapeur d'eau est aussi moins grand et la *quantité absolue de l'humidité* est moins considérable que dans les plaines basses. — Mais le *maximum de l'humidité relative* est 90%, la moyenne 70, le *minimum* 50.

Malgré la fréquence des pluies fines qui durent quelquefois longtemps et ne finissent qu'après la neige ne soit tombée sur les sommets, signal de l'approche du beau temps — malgré les brouillards, *l'humidité n'est pas si excessive* comme il semble à tout le monde, car les eaux s'écoulent à cause de la déclivité du terrain, de la nature du sol (gneiss) qui ne laisse pas pénétrer beaucoup d'eau, et du pavé calcaire de la route postale.

Le *climat de Gastein* est frais et humide mais tempéré. Il est plus *doux* que le climat alpestre en général, à cause de l'abri et de la chaleur émanente sans cesse de 132.000 mèt. cub. d'eau chaude.

L'humidité des Alpes à cette altitude n'est pas très sensible; puisque à peine a-t-il cessé de pleuvoir que l'évaporation se fait rapidement — la route devient sèche parce que la *pression atmosphérique* (le baromètre) ne marque que 678 millimètres (25 pouces) en moyen — ou 300 lignes de Paris; le *Maximum* est de 690 mm. — ou (306 lignes); le *Minimum* 659 mm. — ou (292 lignes). L'oscillation est donc 31 mm. — ou (14 lignes).

Aussi la *variation* de la température et de l'air (en été principalement) dans la même journée est une des plus grandes parmi toutes les stations estivales.

Les *orages* sont relativement peu fréquents et très faibles ordinairement; ils environnent la station, la menacent très-souvent, mais ils n'éclatent que rarement, descendent avec les ruisseaux et la rivière vers la plaine, où enfin ils se déchaînent avec fureur. — Aussi personne n'a jamais vu ou entendu que la foudre soit tombée sur le village ou ses environs. — (Les pics des montagnes et les arbres qui les couronnent, forment les meilleurs paratonnerres.)

L'Ozonomètre (de Schœnbein) indique ordinairement des degrés très élevés; excepté quand le Sirocco menace ou que le vent du Sud-Ouest d'Afrique souffle alors il tombe très-bas.

Le privilége précieux *de Bad-Gastein* (excepté les maisons les plus élevées) est l'absence presque totale des vents du Nord et de l'Est; mais au mois d'Avril et la mi-Octobre le vent du Sud-Ouest souffle souvent avec violence et même alors rarement dans le centre du village; aussi la poussière y est presque inconnue, qualité excellente pour les poitrinaires et les nerveux.

Partie Phyto-Phænologique, Zoo-Phænologique.

Partie Phytophænologique — Végétation comme produit du climat, du sol et du soleil.

Dans les parties les mieux exposées, le soleil se lève et se couche à 5 heures et $^1/_2$ — (dans les jours les plus longs), mais dans les moins bien exposées à 11 heures de matin et à 4 heures soir.

Dans les jours les plus courts, le soleil se lève à $9^1/_2$ heures — (dans les parties les mieux exposées) et se couche à 2 heures soir. — Dans les moins bien situées: à midi — et se couche à 1 heure après midi.

A Böck-Gastein le soleil n'est pas visible du tout, à partir du 1. Novembre — jusqu'au 1. Février — à cause de la position cachée dans les montagnes et de la position basse du soleil.

En entrant dans la vallée de Gastein les étrangers sont frappés et charmés de la belle verdure qui couvre les montagnes jusqu'à 2500 mètres de hauteur, — de la fraîcheur des prairies qui dure jusqu'au mois de Novembre et de leur richesse en fleurs. — Mais à la hauteur de 2000 mètres disparaissent les forêts de sapins et de mélèzes —

l'on ne trouve que des arbustes chétifs et des pins rabougris.

Magré la puissante végétation l'œil cherche en vain des chênes, des hêtres ou des arbres fruitiers; quand ces derniers existent — les fruits ne mûrissent pas du tout ou seulement dans un seul jardin très bien situé, et les cerises pas avant mi-Juillet. — En échange les framboises et les fraises font les délices des visiteurs jusqu'au mois d'Octobre.

Au milieu de la richesse des plantes sauvages — (paradis des botanistes) fleurit comme une rareté précieuse de la Flore de Gastein — *Linnea borealis*, isolée et cachée sur les hauteurs du Radhausberg.

La plus grande partie des plantes potagères, le blé, le froment est importée d'autres contrées.

La vallée de Gastein, principalement Kötschachthal est riche en très rares cryptogames.

Partie Zoophænologique.

Animaux.

Parmi *les insectes*, dont la richesse des formes fait le plaisir des naturalistes (entomologues) — on ne trouve pas, grâce à Dieu — des *punaises*, le fléau des maisons — parmi les *oiseaux*, qui sont en général en petite quantité, manquent les passereaux; parmi le *gibier*, dont l'espèce la plus luxurieuse, les *chamois* sont en quantité, plus de 4000 — les cerfs, les chevreuils, les lièvres, les *poissons*, dont on a commencé la culture artificielle, (les truites) deviennent chaque année plus rares.

Les moutons, les bestiaux et les chêvres, le seul trésor des habitants, sont d'une race médiocre — et pas en quantité suffisante pour fournir au grand nombre des étrangers assez de nourriture — parcequ'en été on les conduit aux pâturages des hautes Alpes.

C'est pourquoi tous ces articles sont chers, parce qu'on doit les importer des autres vallées.

Partie Anthropologique.

L'Homme.

Les habitants, dont les ancêtres descendaient des Taurisques, race celtique, domptée par les Romains (qui cherchaient là de l'or métallique — mais trouvaient de l'or liquide —l'eau thermale —) ne sont pas d'une très-belle race; — excepté les enfans. La beauté est bientôt fanée, — soit par l'influence du Sirocco, soit par le trop de travail. Les habitants sont plutôt maigres que gros — mais très forts quand aux forces musculaires, — sobres — honnêtes — libéraux — très polis et affables pour les étrangers.

Les maladies sont rares, celles des bronches et du foie abondent plutot que d'autres — à cause du travail en hiver et de la nourriture très grasse.

Influence du climat.

Choix des Différentes Saisons

selon le climat, le comfort et l'individualité.

Règle Générale. Tous les malades d'une constitution nerveuse qui ne souffrent pas du système bilieux (ou qui l'ont corrigé par un traitement préparatoire), qui ont besoin d'une meilleure circulation du sang, d'un air plus pur et rarifié, d'un changement plus vif des éléments de la vie — peuvent essayer un *séjour à Bad-Gastein,* avec bonne espérance d'un heureux résultat.

Les *personnes bilieuses* feront mieux de se loger dans la vallée de *Böckstein* ou dans les parties les plus élevées de l'extrémité Ouest de Bad-Gastein (*Westend*) — et dans des maisons, où ne se trouvent point de conduits d'eau thermale.

Ceux qui préfèrent plus d'air, un espace plus étendu et se trouver éloignés des montagnes, pourront s'établir dans la vallée de Hof-Gastein, où l'on trouve de l'eau minérale froide, bonne pour faire une cure préparatoire.

Saison pour se rendre à Gastein.

Printemps.

(Depuis le 1 Mai jusqu'au 15 Juin.)

1) Cette saison convient à tous ceux qui touchent au déclin d'une maladie d'épuisement, ainsi qu'à ceux qui ont souffert des fièvres, principalement de la fièvre typhoïde, de diarrhées chroniques, et, en général à tous ceux qui ont besoin, sans délai, d'être fortifiés;

2) à ceux qui craignent la chaleur, la foule et les grandes dépenses de l'été;

3) à ceux qui préfèrent voyager par un temps frais;

4) à ceux qui tiennent beaucoup d'avoir des chambres comfortables et bien situées; qui ne peuvent supporter le bruit de la cascade et qui ne peuvent monter les escaliers ou les pentes.

NB. Les personnes d'un tempérament bilieux et irritable ne doivent jamais se loger près des bains pour éviter le mal que leur causerait la respiration de la vapeur des bains.

5) à ceux qui sont d'un tempérament lent et phlegmatique;

6) à ceux auxquels il faut de longs bains et plutôt tièdes que chauds.

7) à ceux qui sont affectés de maladies de peau, de l'épilepsie, etc. (parce que dans cette saison les malades ne sont pas nombreux); de maladies, dont la vue est désagréable et qui pourraient devenir contagieuses;

8) à ceux qui ont besoin des soins particuliers d'un médecin et désirent trouver en lui un ami et un conseiller; à ceux qui demandent des soins spéciaux des personnes qui les soignent (en été on n'en a pas le temps).

NB. Les touristes qui désirent avoir un temps constamment beau, ne devront venir qu'au printemps ou en automne. Si cependant, ils veulent profiter des longs jours d'été, ils devront choisir les maisons les plus éloignées, et celles, où il n'y a point de bains, telle que la villa Julia, le Café anglais, Schweizer-Hütte, ou Patschgers Gasthaus, Vergissmeinnicht. Böckstein.

L'été.

(Depuis 15 Juin jusqu'au 15 Août.)

A cette époque de l'année peuvent venir tous ceux:

1) qui ont besoin de chaleur pour voyager et pour leur séjour;

2) qui peuvent arrêter leurs chambres cinq mois d'avance;

3) ou qui n'ont pas besoin d'être difficiles dans le choix d'un appartement;

4) qui n'ont aucun besoin des soins particuliers d'un médecin, ni des gens de service;

5) qui n'ont que l'automne pour prendre le repos nécessaire après les bains.

L'automne.

(Depuis le 15 Août jusqu'au 15 Octobre.)

En automne viendront prendre des bains:

1) Ceux qui ont dû suivre un traitement préparatoire au printemps d'autres sources, avant de venir à Gastein.

2) Ceux qui veulent un temps constamment beau et plus chaud qu'au printemps.

3) Ceux qui n'ont pu avoir pour le printemps des appartements bien situés.

4) Ceux qui demandent les mêmes conditions citées au printemps: 2. 3. 4. 6. 7. mais encore à un degré plus élevé, à savoir: tranquillité, vie meilleure marché, soins des médecins et des gens de service, air et bains plus frais.

5) L'automne sera choisi de préférence par les personnes bilieuses, affectées d'hémorroïdes actives et sujettes à la colère et disposées à l'apoplexie.

Hiver.

(Depuis 15 Octobre jusqu'au 30 Avril.)

En hiver peuvent venir:

Ceux qui ne peuvent absolument venir dans une autre saison. Avant de partir le malade devra se mettre en rapport avec un des médecins, parce qu'ils sont absents depuis le 15 Octobre jusqu'au 1 Mai.

L'hiver convient à ceux qui ne peuvent attendre jusqu'au printemps; qui craignent de se laisser tenter à grimper sur les montagnes; qui sont affectés de maladies de peau hideuses ou maladies épileptiformes contagieuses.

Le nom d'hiver ne doit pas alarmer les malades:

1) parce qu'il n'y a point de transpiration après le bain, par conséquent aucune crainte de prendre froid;

2) parce que le froid n'est pas si vivement senti comme dans la plaine, à cause de l'absenco du vent;

3) beaucoup de chambres et de cabinets à bain sont pourvus de poëles et enfin

4) parce que les bains chauds sont généralement pris avec plus d'avantage pendant le temps froid.

Conclusion.

L'hiver, le printemps et l'automne sont les meilleures saisons thermales de l'année; *l'époque la plus favorable* est depuis le 15 Août jusqu'au 15 Octobre.

L'été est celle qui l'est le moins; il n'y a que les personnes riches et qui ne sont pas sérieusement malades qui doivent la choisir.

Moyens d'arriver.

La station principale de chemin de fer la plus rapprochée est celle de *Lend* au commencement de la vallée de Pinzgau. — On va de *Lend* en quatre heures à Bad-Gastein. Le voyage de Salzbourg prend 3 heures avec le chemin de fer jusqu'à Lend. — Il y a quatre endroits qui portent le nom de Gastein. 1) *Dorf-Gastein* (Gastein le village) à l'entrée de la vallée. 2) *Hof-Gastein* (Gastein le bourg) au milieu. 3) *Bad-Gastein* (Gastein les bains) plus vers le Sud. 4) *Böck-Gastein* (Gastein les mines) au haut de la vallée.

Du 15 Mai au 1 Octobre les diligences impériales, qui font à la fois le service de malle poste, relient Lend et Bad-Gastein et sans limiter le nombre des voyageurs.

Qualités physiques et chimiques des eaux.

Les eaux thermales ont leur source à Bad-Gastein où se trouvent les principaux établissements de bain.

On les conduit aussi dans des tuyaux en bois jusqu'à Hof-Gastein, situé dans la partie la plus large de la vallée à 300 pieds (90 m.) au dessous de la hauteur de Bad-Gastein.

Qualités physiques.

Tous les éléments essentiels de ces eaux se retrouvent dans des proportions à peu près identiques dans toutes les sources; la seule différence consiste dans leur température qui varie de 33° Cels. à 48° Cels. Le volume d'eau fourni par les 17 sources est évalué à 132.000 pieds cubes en 24 heures (4 millions de litres). Cette prodigieuse abondance permet d'entretenir un courant permanent dans les baignoires et les piscines.

Il n'existe pas d'eau plus limpide. Son poids spécifique et le manque de saveur la feraient prendre pour de l'eau distillée; elle est complètement sans odeur, même pour les odorats les plus délicats.

Qualités chimiques.

L'analyse la plus récente a été faite en 1862. L'auteur a fait évaporer, pendant six semaines 14 quintaux de la source principale et en a ensuite envoyé le résidu à M. le Professeur Redtenbacher à Vienne (Autriche).

Ce qui suit, est le résultat de l'analyse:

Dix mille parties liquides ne contenaient que trois parties solides, parmi lesquelles il y avait:

1) sulfate de soude . 2.038
2) silicea 0.495
3 chlorure de soude . 0.466
4) carbonate de chaux. 0.195
5) sulfate de potassium 0.134
6) sulfate de lithion . 0.035
7) carbonate de magnésie 0.016
8) phosphate d'alun. . 0.006
9) carbonate de fer. . 0.004

Au moyen de l'analyse spectrale Redtenbacher y a découvert la présence du rubidium et du caesium.

Elles ne renferment pas de gaz.

Renseignements utiles.

L'affluence la plus considérable des malades est à partir du 14 juillet jusqu'au 15 Août. Mais on a grandement tort de croire que, pour être efficace, la cure doit se faire en plein été. Bien au contraire l'expérience de tous les médecins et de beaucoup de convalescents constate, qu'il est bien plus facile de supporter les bains au printemps et en automne que dans la saison chaude.

Comme conséquence de cette erreur générale, les chambres sont beaucoup plus chères et plus difficiles à trouver en été. Au printemps et en automne les logements sont nombreux au choix et à meilleur marché.

A ces deux époques de l'année, les médecins ont aussi plus de loisir et peuvent par conséquent consacrer plus de temps et donner plus de soins à leurs malades. Le nombre des bains nécessaires varie de 1 à 31; le nombre ordinaire cependant est de 17 et doit être demandé au médecin.

La nature du reste avertit, elle-même par un signe de réaction non équivoque quand il faut les cesser.

Propriété des sources.

Les sources thermales de **Bad-Gastein** jouissent à juste titre d'une réputation universellement reconnue comme le remède le plus puissant dans presque toutes les *affections du système nerveux.*

C'est par erreur que les chimistes ont classé ces eaux chaudes parmi les sources indifférentes. Leur influence, au contraire, est très grande parce qu'elles conduisent l'électricité beaucoup mieux que l'eau destillée, eau de pluie ou eau de fontaine; ce que j'ai constaté moi-même, par l'électromètre, après avoir donné la même température à ces trois espèces d'eau.

Elles ont une vertu éminemment astringente; par leur double qualité d'être à la fois un fort conducteur de l'électricité et un grand tonique,

Gastein ressemble beaucoup *à Nice*, dont l'air est très tonique et très électrique. Tous ceux, auxquels les bains de Gastein auront été salutaires, trouveront certainement le complément de leur guérison dans un séjour d'hiver à Nice.

L'action astringente de l'eau thermale de Gastein se manifeste:

1) En resserrant les pores, ce qui empêche la transpiration immédiate après le bain;

2) en arrêtant le sang après une récente blessure;

3) en arrêtant la diarrhée chronique provenant de faiblesse, et en constipant comme l'air de Nice.

Les principales conditions de succès pour les bains de Gastein (ou indications) sont:

1) La vraie faiblesse vitale, c'est-à-dire celle qui s'atténue après un modeste repas et qui s'aggrave par le jeûne;

2) Tempéraments phlegmatiques, ou du moins *légèrement* bilieux, sanguins et mélancoliques;

3) Absence de fièvre;

4) Naturel facile à contenter;

5) Obéissance au médecin.

Conditions contraires ou contreindications défavorables au traitement des bains:

1) Toute maladie qui s'atténue par le jeûne et qui s'aggrave même après un modeste repas.

2) Etat fièvreux ou aigu;

3) Tempéraments sanguins, bilieux ou mélancoliques, lorsqu'ils sont fortement accentués;

4) Naturel acariâtre et difficile à contenter;

5) Un égoïsme très prononcé;

6) Habitude de désobéissance ou d'opposition au médecin.

Les bains de Gastein sont *les eaux de jouvence* où jeunes et vieux viennent retremper leurs forces épuisées.

Il ne faut pas croire que les enfants en soient exclus: au contraire, ils s'en trouvent très bien, s'ils sont d'un naturel doux et docile. Sous ce rapport encore, *Gastein ressemble à Nice, Providence des vieillards et des enfants.*

Les maladies qui trouvent un très-grand soulagement dans les eaux de Gastein sont:

1) La faiblesse héréditaire;

2) la faiblesse causée par l'excés de travail, n'importe de quelle sorte et surtout par l'onanisme (faiblesse de mémoire, de vue, d'estomac, de jambes, de vessie).

Gastein est unique au monde pour guérir les suites funestes de cette peste presque universelle.

3) Faiblesse causée par les pertes séminales ou par les fleurs blanches;

4) Par un mariage prématuré;

5) Par des excès érotiques;

6) Puissance affaiblie ou perdue;

7) Faiblesse causée par une grande perte de sang après les hémorroïdes, après une opération, une blessure principalement pendant la guerre, après un accouchement malheureux.

(Le 6^{ieme} et le 7me cas est un des plus importants pour Gastein.)

8) Faiblesse causée par une chûte considérable, ou luxation, fracture, secousse très forte;

9) Faiblesse par des études trop intenses et continues, spéculations financières;

10) Faiblesse provenant de la sensitivité, de l'odisme, de la clairvoyance spontanée ou artificielle;

11) Par des fatigues corporelles au-dessus des forces humaines;

12) Dans l'état chronique opiniâtre du rhumatisme et de la goutte, sous toutes les formes, et avec toutes leurs suites, s'il y a de la vraie faiblesse au fond;

13) Dans les maladies des femmes:

a) Désordre ou manque de la période;

b) Descente ou chûte de la matrice;

c) Stérilité pour cause de faiblesse;

d) Disposition aux fausses couches;

14) Dans les affections chroniques des os (carie);

15) Dans les maladies de la peau (ulcères) entr'autres par suite de brûlures;

16) Dans les *conséquences de l'abus du mercure*, où les bains sont comme une pierre de touche, pour savoir si la maladie provient du mercure ou de syphilis;

17) Contre les incommodités de la vieillesse;

18) Contre quelques maladies de reins, la gravelle, l'albuminurie, (maladie de Bright), diabète après ou sans cure préparatoire, si elle est accompagnée ou causée par une véritable faiblesse.

Règle Générale.

On peut envoyer à Gastein tout malade docile, affecté d'un mal (même si son siége soit inconnu) qui dure plus qu'une année: pourvu qu'il n'ait pas de fièvre, et que son mal n'augmente pas à la suite d'un repas quelque modeste qu'il soit — s'il diminue au contraire.

A ces conditions on peut essayer avec bon espoir les bains de Gastein.

Effets physiologiques, pathogénétiques et thérapeutiques des eaux thermales.

Elles ont un effet contractif *ou* astringent sur le système capillaire.

A) Applications locales.

B) Applications générales ou *bains entiers.*

A) Applications locales.

a) *Sur la peau:* une couleur plus pâle, chair de poule; sur les blessures fraîches et les gerçures la douleur s'accroît, mais la peau unie devient moins sensible.

b) *Sur les cheveux:* quelquefois ils tombent ou deviennent raides; ceci n'est cependant que le premier effet, ils repoussent ensuite, ou redeviennent doux. Les cheveux blonds seulement croissent quelque fois déjà pendant le traitement.

c) *Sur l'œil:* sensation brûlante ou comme s'il y avait du sable; rougeur de l'œil, larmes et paupières gluantes (catarrhe aigu); mais l'application locale est très utile dans le catarrhe chronique de l'œil. Quelque fois celle-ci affaiblit la vue normale, mais elle est très bonne dans les cas de faiblesse chronique de la vue.

d) *L'aspiration dans le Nez* cause un douleur brûlante, contractive, et une espèce d'ébriété et de vertige — *au contraire,* l'application topique soulage le catarrhe chronique du nez avec ulcère, et empêche les polypes.

e) *Dans la bouche*: il y a contraction et sècheresse; ces eaux sont par conséquent très salutaires pour la vacillation des dents provenant du relâchement des gencives et des excoriations mercurielles; c'est aussi un remède prophylactique pour *l'angine chronique* et les relâchements des tonsilles et de la luette.

Dans la *fistule* chronique des *dents*, l'application de l'eau rend inutile l'opération, la guérison s'obtenant par l'usage de l'eau comme bain pour la bouche.

f) *Dans l'oreille,* l'application cause de la sècheresse et d'abord de l'étourdissement, du bruit et de la difficulté d'entendre.

Mais elle soulage souvent dans l'accumulation chronique de la cire provenant du relâchement et dans les épanchemens rhumatismaux ou goutteux dans le conduit intérieur de l'oreille, ou dans l'enflure du tube Eustachien.

g) *Sur les parties génitales.*

Les Voyageurs très souvent, (les femmes veuves aussi quelque fois) éprouvent une grande irritation après avoir pris un bain thermal.

Des injections dans l'urétère ou dans le vagin produisent une sensation et un effet astringent.

Des bains locaux ont produit assez souvent la satyriasis ou le priapisme, comme premier effet; mais le second effet amène le dégoût.

h) *Dans l'anus* l'injection cause une sensation de contraction ou de douleurs brûlantes et de la constipation (dans le 1er effet).

Les Injections sont très utiles pour opérer une guérison radicale de la constipation chronique causée par l'atonie ou le relâchement des muscles des boyaux, et dans la souffrance chronique provenant du déplacement de la matrice ou des hémorroïdes.

Sur les anémiques et les malades épuisés l'eau chaude agit comme purgatif déjà dans le premier effet (i. e. pendant le traitement).

i) *Dans l'estomac* comme *boisson* l'eau cause des effets locaux et éloignés.

Ces effets sont à la fois *objectifs et subjectifs.*

aa) Les *effets locaux* sont: une agréable sensation de soulagement, rafraîchissement ou de pésanteur, de plénitude, ou de contraction, de diminution de faim et de soif; quelques personnes éprouvent des soulèvements de coeur et (mais très-rarement) des nausées et des vomissements. Cet effet ne se produit que sur des personnes d'une sensibilité extrême, et qui auparavant avaient éprouvé la même chose, ou bien dans des maladies de foie, et alors c'est un indice pour prendre de grandes précautions.

Au contraire elle soulage immédiatiment les nausées et les envies de vomir causées par l'excès de manger et de boire.

C'est aussi le seul liquide, excepté le vin de champagne, qui ne soit pas vomi par le mal de mer dans le voyage en Amérique (par quelques dames).

Les effets éloignés ou sécondaires sont:

1) Dans la *tête* quelquefois des congestions et des étourdissements (vertiges).

2) *Sur la gorge* comme remède ou prophylactique contre le goître.

3) Un stimulant pour le système *nerveux et musculaire.*

4) *Sur les boyaux:* constipant, si elle est *chaude*; mais pourgative, *prise froide.*

5) *Sur les organes urinaires:* provoque ou augmente *la secrétion et l'excrétion de l'urine.*

Une dame allemande désirant contribuer à la connaissance de cette eau, en but chez elle pendant deux mois et observa le résultats suivants:

1) **Irrégularité dans la période** (pour la première fois dans sa vie).

2) Gastralgie, nausée et vomissement d'eau.

3) Sciatique violent et des douleurs dans les reins, telles qu'elle ne pouvait plus traverser la chambre sans une canne et sans souffrir.

Mais tous ces trois effets disparaissaient bientôt après que cette noble dame cessait de boire l'eau et elle devenait plus forte qu'auparavant.

Au contraire, beaucoup de femmes qui souffraient de la même maladie, ont été soulagées par les eaux thermales de Gastein.

Quelquefois la période n'apparaît pas pendant quelques mois après avoir employé l'eau thermale — (comme après le séjour de Nice).

6) Quelquefois elle affaiblit la voix et dans d'autres cas elle guérit la voix.

Après des siècles on sera étonné que les malades n'ont pas employé l'eau thermale de Gastein comme boisson pour un traitement régulier.

Qualités physiques de la vapeur thermale naturelle de Gastein.

Cette vapeur a ni couleur, ni odeur; quelque fois, quand un orage menace, il se dégage une légère odeur de soufre. Elle s'échappe avec plus ou moins de violence, suivant que le baromètre baisse ou monte.

L'ozonomètre marque No. 1 (d'après Schœnbein).

L'électromètre constate que la vapeur condensée (ou l'eau de vapeur) est égale à l'eau distillée la plus pure aussi pour la couleur et l'odeur.

Le même appareil qui, comme une cheminée fait sortir la vapeur du cabinet de bain, produit aussi *l'eau de vapeur* ou la vapeur condensée. (Dampfwasser.)

Propriétés physiologiques et pathogénétiques de la vapeur.

1) Les plantes croissent et fleurissent plus vite qu'à l'ordinaire.

2) Le bois y séjournant long-temps noircit et se ramollit.

3) Les mineurs qui travaillaient dans les mines pour chercher les eaux thermales perdaient l'appétit et les forces. Ils avaient des vertiges, de l'oppression, leur vue s'affaiblissait, leur peau s'ulcérait, ils avaient la fièvre, perdaient le sommeil, étaient en proie à une inquiétude générale, et ne pouvaient

plus supporter leur nourriture favorite de graisse, leur cher tabac, ni l'eau de vie et l'eau de fontaine. — Mais *par contre*, aucun d'eux n'était atteint de catarrhe ou de rhumatisme, bien qu'ils sortaient de la mine où ils avaient une chaleur de + 36°, pour s'exposer au grand air pendant l'hiver avec une température de — 21°; ainsi ils étaient insensibles à une différence de 57 degrés, quoique, ce qui est encore plus fort, leurs vêtements, qu'ils ne pouvaient changer de suite, étaient trempés d'eau et de sueur.

Quand la température s'élevait à 45° Cels. ils s'évanouissaient, et il fallait abandonner le travail pour ne pas sacrifier les hommes à la science.

Les maladies ou *les seconds effets* qu'ils éprouvaient, fûrent des ulcères, un tremblement dans les membres, de la flatuosité; des évacuations bilieuses et la perte de l'odorat chez un mineur. Quelques-uns ne pouvaient plus manger de pain, d'autres pouvaient prendre de la nourriture grasse, mais ils s'évanouissaient facilement. Les uns souffraient de l'asthme ou d'une pésanteur à la poitrine et de raideur dans les membres; dans d'autres cas la raideur chronique de la main diminuait.

Observations de l'auteur.

1) Toutes les personnes qui ont examiné la vapeur, ont été surprises d'éprouver une sensation de

sècheresse, d'exsiccation pareille à celle que produit l'alun.

2) Personne de ceux qui prennent des bains de vapeur, ni moi ni la garde malade, qui passent continuellement de la vapeur chaude en plein air, n'avons eu, ni rhume, ni rhumatisme, ou toute autre conséquence du froid.

3) Pendant le bain de vapeur, malgré une chaleur de 40° et 100—130 pulsations par minute; personne ou très peu ont eu besoin de compresses froides sur la tête, ou de boire de l'eau fraîche; *au contraire* on préférait prendre du thé chaud.

4) Quelques personnes, par contre, et principalement celles qui avaient une maladie organique du foie ou du cœur ne pouvaient rester cinq minutes dans l'établissement, soit à cause des nausées, des vomissements, ou de l'asthme, des palpitations ou d'anxiété.

B. Applications générales ou bains entiers liquides.

Effets physiologiques, pathogénétiques et thérapeutiques des bains entiers.

Premiers effets (pendant le bain).

AA. *Subjectifs.*

a) Le premier et quelquefois le dernier bain est généralement le plus agréable.

b) La sensation est plûtot celle de fraîcheur que de chaleur.

c) On éprouve quelquefois un haut degré de bien-être ou de légèreté.

d) Ou une sensation piquante de la peau, — pareille à celle, produite par l'électricité ou le mesmérisme.

e) Grande animation et sensation de force dans les muscles.

f) Quelquefois l'asthme, mais qui disparaît en se levant.

g) Presque tous les baigneurs trouvent le degré de chaleur ordinaire ou accoutumé trop élevé de 1 ou $^1/_2$ degré.

BB. *Effets objectifs* (pendant le bain).

a) La peau palit, les pores se ferment, point de transpiration.

b) Le scrotum se contracte et les testicules se portent en haut (montent).

c) La phimosis disparaît pendant le bain (dans quelques cas).

d) Contraction de l'abdomen, il semble concave.

e) En entrant dans le bain, émission de gaz par le haut ou le bas.

f) Envie (irrésistible) d'uriner même quand on n'est entré que jusqu'aux cuisses, principalement chez les personnes qui souffrent d'une faiblesse des reins ou de la vessie.

g) Les ulcères se contractent et deviennent secs et brûlants.

h) On voit en différents endroits sortir de la peau peu ou beaucoup de petites bulles d'air, qui s'élèvent et disparaissent quand on les touche.

i) La *peau* paraît huileuse (par la contractions des glandes sébacées), l'eau ne s'y arrête point et ne fait que glisser dessus.

k) *Fréquence du pouls:*

Généralement il donne de 4 à 20 pulsations de moins qu'avant (par minute); ce qui est un bon signe.

La qualité du pouls:

Il devient plus dur, contracté et fort et reste ainsi pendant une demi-heure.

Plus on reste dans le bain, plus il devient faible après une demi-heure. Mais il y a des exceptions.

l) Les bouts des *doigts* se plissent d'abord à la main la plus faible, et enfin aussi à l'index et au pouce: Ce phénomène apparaît en même temps avec un des symptômes suivants.

m) Frisson soudain.

n) Couleur violette des ongles.

o) Envie renouvelée d'uriner.

p) Finalement inquiétude, désir de sortir du bain. (Les 5 derniers symptômes sont des signes pour sortir du bain.) Mais l'inquiétude et le désir de quitter le bain, n'a lieu que rarement.

Effets secondaires du bain.

(Immédiatement après être sorti du bain.)

1) Envie de dormir ou de se reposer.

C'est au médecin de décider, si le malade doit céder au sommeil ou non.

2) Appétit augmenté.

3) Emission de gaz, mais rarement évacuation des matières.

4) Au lieu de la transpiration qui se montre rarement, apparition de la chair de poule.

5) Le pouls reste lent et contracté.

6) La respiration devient plus facile.

7) L'urine, de saturée qu'elle était devient pâle et ressemble à de l'eau.

8) Diminution du poids du corps, même après un bain d'une $^1/_2$ heure.

Derniers effets (*pendant le traitement*) **quelquefois.**

a) Le sommeil, s'il était bon, devient mauvais, ou devient bon, s'il était mauvais.

b) Le caractère devient plus doux et plus content.

c) L'esprit devient plus éclairé et plus disposé à la poésie et à l'admiration de la nature.

d) La couleur de la face prend quelquefois l'aspect du vernis; c'est un signe certain de la fraîcheur retournante de la vie.

e) L'appétit augmente malgré une nourriture simple.

f) La constipation devient plus forte.

g) L'excrétion de l'urine s'accroît.

h) Transpiration quelquefois critique.

i) La production (ou l'augmentation) de la chaleur générale du corps est un des effets les plus beaux et les plus constants.

k) Un des premiers jours une faiblesse frappante de tous les muscles; mais celle-ci n'est que transitoire, et c'est en même temps un très-bon signe du commencement de la réaction.

Crise ou réaction:

c'est le nom que l'on donne à l'aggravation spécifique ou à la diminution d'une partie de la maladie (apparente ou cachée) revenant à son premier état, ou éprouvant de l'amélioration.

Elle paraît presque toujours au nombre impair des bains: Après le 1, 3, 5, 7, 9, 11, 13, 15, 17, 19, 21, 23, 25, 27, 29, 31 bain; plus tard je n'ai pas observé de crise.

La plus importante est après le 3, 5, 7me 9, 11, 14, 15, 17 bain et parmi ceux-ci surtout après le 9, 11, et le 15 bain.

Au 9ième bain se produit le plus généralement, une aggravation.

Comme à tous les puissants remèdes, l'axiome suivant s'applique aussi à Gastein:

Rien n'est si bien caché qui ne soit revélé par (le soleil) Gastein. Aucun mal, aucune douleur quelqu'ancienne ou oubliée qu'elle soit, ne peut échapper à la puissance de l'action des bains. Il faut que cela paraisse, ne serait ce que pour peu de temps.

Puis le mal disparaît pour long-temps ou pour toujours; car comme consolation j'ajouterai cette expérience: *Tout mal que les bains de Gastein font paraître,* est *détruit par le même agent;* c'est-à-dire: *Gastein ne peut réellement être préjudiciable, ni faire du mal à ceux auxquels Gastein convient.*

Si nous divisions tout le temps consacré aux bains, en 3 périodes, nous verrions que la *première* qui va jusqu'au 7me bain, se passe le plus souvent tranquillement; la *seconde* et plus probablement la *troisième* est très orageuse. Mais plus les manifestations sont violentes, plus une décision favorable peut être espérée.

Il ne faut pas confondre *l'aggravation critique*

a) avec *l'aggravation accidentelle,* produite par un changement de temps ou par quelque faute commise dans la manière de vivre,

b) *avec l'aggravation réelle.*

Celle-ci (*l'aggravation réelle*) a lieu, lorsque les eaux thermales de Gastein sont contraires au tempérament et à *la nature* du malade ou de la maladie; et c'est le médecin seul qui peut faire la distinction entre *l'aggravation critique,* (*spécifique*) et salutaire) l'aggravation *accidentelle* (dangereuse mais souvent passagère) et *l'aggravation réelle* (fatale).

Il y a plusieurs aggravations critiques pendant le traitement.

La *véritable aggravation critique* coïncide plus tard avec le moment de *saturation:* c'est-à-dire, lorsque la nature montre par des symptômes (signes ou signaux) que le malade doit cesser ou finir la cure. La voix de la nature se fait toujours entendre, mais quelquefois elle est douce et tranquille (à peine qu'elle peut être distinguée, si ce n'est par le médecin) dans les tempéraments phlegmatiques, lents; — *au contraire* elle est *forte* et *violente* dans les tempéraments sanguins, nerveux ou bilieux.

Lorsque cette voix n'est pas entendue ou pas suivie, alors la nature parle encore plus fort (par de nouveaux ou d'anciens symptômes, mais à un degré plus élevé) — ou elle cesse de parler entièrement. Mais plus tard paraissent des symptômes defavorables, si le malade ne cesse pas immédiatement le traitement.

Le moment de saturation paraît ordinairement après le 17me bain; mais pour les personnes d'une grande sensibilité déjà après le 7me, 9me ou 11me bain. Pour les tempéraments bilieux après le 14me ou le 15me; pour les tempéraments phlegmatiques après le 19, 23, 25, 27, 29, 31me bain.

Le nombre banal de 21, vulgairement reçu, est une erreur qui a souvent causé beaucoup de mal. C'est une pure invention des anciens maîtres d'hôtel, à fin de pouvoir louer leurs appartements à des nouveaux malades après 3 semaines précises.

Le médecin des bains peut seul déterminer quand le malade doit cesser le traitement; et ce point est un des plus importants, parce que *cesser trop tard* peut non seulement détruire tout le bien (obtenu par la cure), mais encore rendre le malade pire que jamais.

Bains de vapeur et inhalations.

(De la vapeur naturelle s'élévant de la source de la principale fontaine).

Direction générale pour leur usage.

Ils agissent plus puissamment que les bains liquides sur le système nerveux et dans la dissolution et l'expulsion des produits des épanchemens de la nature la plus obstinée.

La vapeur se renouvelle à tout moment et pénètre tous les tissus. C'est pourquoi on la conseille:

a) Lorsque le malade ne peut supporter les bains d'eau thermale de Gastein ou les bains de vapeur ordinaire (à la russe) ou

b) quand les uns et les autres ne produisent aucun effet salutaire ou seulement un effet transitoire.

Indications spéciales.

1) Dans la localisation de la goutte ou du rhumatisme dans aucune partie du corps sous la forme de douleur, de raideur, d'anchilose.

2) Dans la véritable faiblesse des nerfs de l'œil ou de l'oreille.

3) Dans la faiblesse du larynx suivie d'un enrouement chronique, sans fièvre, dont la cause est d'avoir trop parlé ou chanté (les ècclesiastiques, les professeurs, les orateurs et les chanteurs publics).

4) Dans la toux nerveuse chronique pour la même raison.

5) Dans l'asthme (difficulté de respirer) causé par la faiblesse ou l'engorgement de la membrane muqueuse des bronches.

6) Dans la toux d'irritation, sèche, continuelle. (Premier degré de la consomption nerveuse où l'innervation seulement s'est affaiblie).

7) Dans quelques maladies invéterées de l'Épine dorsale.

8) Dans les désordres causés par les déplacements des reins.

9) Dans les plus violentes coliques des reins.

10) Colique de la Période mensuelle.

11) Dans la douleur constante de l'anus causée par la forte pression de la matrice.

12) Dans l'absence de la période.

13) Dans la stérilité par atonie ou insensibilité.

14) Dans la necrosis et la carie des os et dans la fistule.

15) Dans l'exostosis, gonflement des os (par la goutte, la syphilis et le mercurialisme).

16) Dans les épanchemens opiniâtres sur la peau (psoriasis, lèpre, éléphantiasis).

17) Dans les cas persévérants d'impuissance.

Les douches froides après un bain de vapeur ne sont nécessaires que pour la tête.

Le malade couvert d'une chemise de flanelle doit rester couché, après le bain, jusqu'à ce qu'il ait repris sa température et son pouls naturel, et l'humidité de la peau (vapeur condensé sur la peau) soit disparue.

Exportation des eaux de Gastein.

Ces eaux supportent la mise en bouteille pendant 20 ans et d'avantage sans perdre de *leurs précieuses propriétés électriques.* — Et si elles ne sont pas exposées au soleil, ou à la poussière — alors elles conservent aussi leur clarté — et restent exemptes de végétations au fond.

Cette heureuse qualité des Eaux thermales de Gastein de se conserver, leur permet des longs voyages par mer et des rapports très favorables venus de l'Amérique ont constaté la vérité de cette théorie.

On doit les commander à Mr. Alois Windischbauer à Bad-Gastein, pendant le printemps et l'été; mais pas plus tard que Septembre; parce qu'après cette époque les Eaux pourraient geler en route.

Le prix d'une bouteille à Bad-Gastein est de 50 centimes.

Elle font osciller la boussole astatique du multiplicateur $6._1$ plus que l'eau destillée à la temperature de 10^0 Celsius.

Quand une bouteille, après l'avoir ouverte, sentira un peu le soufre (ce qui peut arriver à toute autre eau minérale), il ne faut pas pour cela la jeter. On doit verser l'eau dans des larges verres qu'on laissera au grand air pendant 24 heures; l'eau perdra cette odeur, et produira sur le corps les mêmes effets salutaires et *aura sur l'aiguille magnétique la même influence électrique.*

Indications pour l'usage de l'eau exportée.

a) En général.

Lorsque, pour des raisons personnelles ou générales (comme pendant l'hiver, la guerre ou des épidemies) les malades ne peuvent se rendre à Gastein, et que le traitement ne peut se déférer plus long-temps, — on peut avec avantage se servir de l'eau chez soi, surtout pour les cures d'hiver.

b) En particulier.

Pour toutes les personnes et dans tous les cas indiqués dans l'ouvrage allemand sur Gastein, intitulé: „Gastein: Erfahrungen und Studien" 1re édition 1863 et 2de édition 1873. p. p. 12 et 13 par Dr. G. Prœll ou pagina 24—29 de cette brochure francaise.

c) Signes caractéristiques

des personnes, des membres ou des organes auxquels les bains tièdes de Gastein conviennent *en général* (I) et les bains locaux en particulier (II).

I. Elles conviennent seulement *aux personnes d'un caractère soumis, doux*, à celles *qui souffrent de maladies chroniques*, *et qui, après la première digestion, aussi bien que le soir, se trouvent mieux qu'autrement.*

II. *La partie du corps à baigner serait:*

1) En égard à la *couleur* de la peau; un peu pâle, ou du moins qu'elle ne présente qu'une rougeur passive.

2) Quant à la *température,* plutôt fraîche que chaude, ou s'il y a de la chaleur, qu'elle ne soit que passagère.

3) *Moins élastique* qu'à l'ordinaire, et par conséquent détendue; ou s'il y a tension qu'elle ne soit pas de longue durée.

4) Moins *sensible* que dans l'état normal, ou si elle est d'une nature telle que la *douleur* aussi que la *tension* et la *chaleur*, *rougeur* diminuent sensiblement, ou cessent entièrement: en laissant pendre les membres, se bougeant un peu, en frottant ou pressant les parties affectées, ou en les couvrant chaudement.

B) Manières d'employer l'eau.

a) Usage externe.

aa) *Bains entiers* (ou ablutions).
bb) *Bains locaux* (ou lotions et injections).

b) Usage interne (comme boisson).

aa) *Bains entiers.* Jusqu'à ce jour les eaux de Gastein n'ont été que rarement exportées pour les bains; mais considérant la petite quantité qu'il en faut, et les résultats qu'on en obtient, on peut très bien les employer pour les ablutions; on mêle l'eau bouillante ordinaire (5—barils) avec l'eau thérmale refroidie (un baril) pour un bain entier.

Remarque. On peut, d'après mon expérience, remplacer les bains entiers par les *demi-bains* et bains de siége, bains de pied.

Il faut moins d'eau, et il est possible, souvent même il est nécessaire d'ajouter de l'eau ordinaire, chaude ou bouillante, pour obtenir la température voulue, ainsi que la dilution indispensable pour les personnes d'une grande sensibilité.

bb) On exporte plus fréquemment les eaux thermales de Gastein pour les *bains locaux* et *les lotions.* Savoir: pour

1) *La tête* quand les cheveux sont tombés après un traitement ou des maladies épuisantes.

2) *Les yeux* pour catarrhe invétéré, ou taches sur la cornée.

3) Les *oreilles* (injections) pour catarrhe du canal acoustique extérieur; sécrétion excessive de cire; épaississement du tympan.

4) Le *nez*; respirer l'eau après de longs rhumes de cerveau; pour polype naissant, tumeurs, ulcérations et érosions des membranes muqueuses.

5) La *bouche*; la *gorge* et le *cou*; (bains locaux lotions et gargarismes) excellent pour une tendance à l'angine — le goître (usage externe); dans la syphilis secondaire, et dans les affections du cou, provenant de l'abus du mercure ou du jod.

6) Los *intestins*; (injections) avant et surtout après les selles afin de remplacer les bains locaux pour les gros intestins, principalement pour fortifier les membranes musculaires affaiblies par une longue constipation.

7) Le *vagin*; (injections) pour les fleurs blanches (lorsqu'il n'y a point d'irritation); la chûte de la matrice, et la stérilité causée par l'apathie.

8) Le canal *urinaire*; (injections) pour relachement des membranes muqueuses et l'excès de mucosité: mais jamais sans permission du médecin.

9) Les *testicules* (pour impuissance) et dans les cas d'hydropisie, d'enflure, d'hypertrophie et d'atrophie occasionnées par la faiblesse.

(NB. Une Hydrocèle de 15 ans, d'une grosseur d'une tête d'un enfant qui avait résisté à tous les moyens, fut radicalement guérie en 6 semaines par l'emploi des bains locaux de Gastein.)

10) La *peau* (celle de la figure surtout) contre relâchement, pâleur, — pour obtenir un teint frais (comme cosmétique) et pour les *ulcères* provenant d'anciennes brûlures.

11) *Blessures* (saignantes) ouvertes et sans meurtrissure.

12) *Affections des cartilages*, des *tendons*, des nerfs et des os, exsudations (tumeurs goutteuses et scrofuleuses) et déviations; dans les fractures (faiblesse du callus) et dans les fistules exemptes de douleurs (injections).

NB. A l'avantage des bains locaux, j'ai remarqué depuis plusieurs années les mêmes brillants résultats obtenus de 11 bains de pied, d'eau exportée que ceux obtenus de bains entiers pris à Gastein. — Une Dame souffrant d'une rechute de faiblesse semblable à la paralysie, (avec diarrhée) en employant chez elle les bains locaux d'eau de Gastein, en reçut tout autant de bien que celui qu'elle avait obtenu à Gastein par un traitement de bains répétés et fut radicalement guérie.

b) **Usage interne** (comme **boisson**).

Les eaux minérales se boivent à Gastein naturellement chaudes ou refroidies,

et en dehors de Gastein (exportées) froides ou chauffées en bain Marie.

En général on recommande de boire les eaux dans les cas suivants:

1) Quand le malade ne peut se rendre aux bains à cause de l'éloignement ou de tout autre empêchement.

2) Lorsque le traitement des bains n'a produit aucun résultat.

Particulièrement dans tous les cas suivants:

1) *Mal de tête* provenant de faiblesse réelle, vertiges, diminution des facultées intellectuelles goutte dans la tête.

2) Affections *de la gorge*, tendance à l'enflure des glandes chronique.

3) *Difficulté de respirer* accompagnée de toux, à cause de la goutte ou pour manque d'innervation (asthme nerveux).

4) *Douleurs dans l'estomac* causées par des crampes ou du relâchement des membranes muqueuses et des muscles cutanés, vomissements aqueux, catarrhe.

5) *Affections des intestins* pour les mêmes raisons (colique catarrhale, constipation chronique etc.) — *causées* par la faiblesse des muscles intesti-

naux, (obstruction, hernie, chûte de l'anus, hémorroïdes atoniques etc.).

6) *Maladies des organes urinaires* quand les remèdes ou les eaux minérales n'ont produit aucun effet ou ont laissé une grande faiblesse (gravelle, calcul, albumine, incontinence d'urine, maladie de Bright).

7) *Engourdissement* et *faiblesse* des organes génitaux (impuissance et aspermatisme).

8) *Rhumatisme* et *goutte* quand il est désirable d'agir plutôt sur les reins, que sur la peau.

9) *Maladies* (invétérées) *de la peau* lorsqu'il est prouvé, qu'elles sont en rapport avec les reins.

10) Enfin pour *remplacer l'eau potable* principalement dans les grandes villes ou dans les longs voyages sur mer, et dans tous les endroits, où l'eau potable est absolument de mauvaise qualité, ou au moins relativement pour quelques individus.

Régles à suivre
pendant qu'on boit les eaux ou qu'on prend des bains locaux.

Le matin, en s'éveillant, avant de sortir, puis en se promenant, buvez chaque fois un quart de verre à vin, environ 50 grammes, de l'eau minérale de Gastein (en tout 150 gr.).

On fait une autre promenade d'$^1/_4$ d'heure. Si l'on remarque que la première dose pèse sur l'estomac, ou cause quelque effet inaccoutumé, alors il faut suspendre d'en boire.

Entre chaque dose ou gorgée, maintenez le corps, s'il est possible dans un léger mouvement actif; si cependant le malade en est incapable, il faut recourir aux frictions sur l'abdomen, ou à un mouvement passif comme aller en voiture.

Quant aux heures du jour, celles du matin sont toujours les plus favorables.

Lorsqu'il est nécessaire, de prendre l'eau chaude ou chauffée, il vaudrait mieux la prendre une demi-heure ou une heure avant le déjeûner; mais l'eau refroidie peut se prendre immédiatement avant le déjeuner.

Dans ce but, j'ai déjà envoyé des caisses de bouteilles d'eau thermale à la marine impériale d'Autriche, pour qu'on pût en faire l'essai sur les vaisseaux à longue course. — (L'achèvement du chemin de fer dans les alpes de Salzbourg a rendu bientôt l'exportation à meilleur marché.) Combien de fois a-t-on trouvé inefficaces tous les moyens de guérison, tant que l'eau de la localité était la cause du mal. — Les malades de cette sorte, auxquels leurs moyens ne leur permettent pas de se déplacer, n'ont alors d'autre ressource, s'ils veulent se guérir que de boire l'eau minérale (refroidie) de Gastein; elle n'est nullement altérée si longtemps qu'ait duré le transport.

Généralement, *l'eau minérale refroidie*, fait des évacuations — *chaude* elle constipe plutôt, excepté dans les cas d'anémie, ou la chaude ouvre aussi les intestins.

Pendant les premiers jours, le malade n'a pas besoin de changer son régime — mais ensuite il fera mieux d'abandonner le café, et de ne prendre que du lait, de la soupe ou du chocolat sans épices.

Le dîner et le souper peuvent rester les mêmes. Si le malade, après avoir commencé la cure n'apperçoit aucun effet, il peut prendre le jour suivant, même 2 heures après le déjeûner 50 grammes encore — jusqu'a 100 même — mais si ensuite il remarquait le plus léger changement, il doit revenir à la quantité précédente. — Si la sensation éprouvée a été très forte, (elle sera ou très-agréable, ou enivrante, ou très désagréable), comme par exemple le retour des anciennes douleurs (ceci est souvent un bon signe), dans ce cas la cure doit être suspendue pendant tout un jour, et le jour suivant on prendra $^1/_2$ verre de moins que la dernière fois.

L'usage des eaux comme boisson, bains ou injections doit être discontinué quand l'un des symptômes suivants apparaît:

1) Une répugnance insurmontable à boire l'eau ou à l'employer extérieurement.

2) Ou la disparition soudaine de toutes ou de la plus part des sensations désagréables.

3) Ou quand, malgré l'interruption, la maladie principale devient évidemment pire.

4) Diminution du sommeil, de l'appétit, de la bonne humeur, ou des forces, sans raison apparente, et malgré l'interuption d'un jour.

5) Apparition de symptômes de maladies qui n'ont jamais été ressenties.

6) Les femmes doivent suspendre tout-à-fait la cure pendant la durée de la période, et ne la recommencer qu'un jour après leur entière disparition; cependant, dans les cas où le flux est trop petit, causé par une faiblesse extrême, elles peuvent continuer les eaux, mais il faut les prendre plus chaudes.

Pendant la durée entière de l'une ou de l'autre cure, le malade peut, sans inconvénient, manger et boire comme à l'ordinaire, pourvu que les aliments et les boissons conviennent au caractère de la maladie; *la modération seule* (cela va sans dire) est nécessaire.

On fera bien aussi de s'abstenir de l'usage de la bière, du café et du thé, si c'est possible.

Enfin il y a encore trois points à considérer, dans l'usage extérieure et intérieure des eaux:

1) La température de l'eau bue doit être appropriée aux différents tempéraments (individualités): a) *froide,* pour les tempéraments sanguins ou bilieux ou mélancoliques, disposés aux congestions sanguines, ou aux affections dont le caractère est celui de l'irritabilité, et lorsque les fibres sont tendues; — b) *chaude* (au-dessus de 28° R.) pour les tempéraments qui sont phlegmatiques, ou faiblement mélancoliques, disposés à l'anémie, ou aux affections dont le caractère est celui de relâchement, et — lorsque les fibres sont relachées; dans le premier cas (a) on fera bien, *même à Gastein* de diminuer la chaleur naturelle de l'eau; mais hors de Gastein, on chauffera l'eau en plongeant la bouteille légèrement bouchée dans l'eau bouillante, jusqu'à ce que l'eau thermale ait atteint le degré de température désiré. (bain Marie).

2) L'examen de l'urine, des selles et de toute autre excrétion (quantité et qualité) est aussi grandement recommandé, avant, pendant, et après la cure des eaux et des bains.

3) Ensuite, comme cela se pratique aux bains, le malade doit tenir un journal, donnant les détails

du cours du traitement, et de tous les symptômes pendant, et même un mois après l'usage des eaux, pour le *communiquer* au médecin des bains ou pour renseigner son médecin habituel.

Appendix particulier aux bains.

a) La température doit être agréable: pour injections plutôt froide.

b) On remplira la cuve avec de l'eau ordinaire bouillante jusqu'au $^1/_3$ de sa hauteur, puis le second tiers avec de l'eau thermale froide; le malade attendra jusqu'à ce que le bain a le degré voulu; aussitôt après on mettra dessus une couverture épaisse.

c) *Durée du bain.* On y restera aussi longtemps que l'eau ne devient pas sensiblement fraîche, et aussi long-temps que la peau de la partie baignée ne montre ni plis, ni rides, ni enfoncements. Il est déjà trop tard de quitter le bain lorsque la peau commence a devenir insensible, et que les doigts ou les orteils commencent à s'engourdir.

Le malade devra se reposer ensuite dans un endroit d'une température douce sans bouger.

Remarque. Pour baigner la jambe, ce serait bien de faire un tube de bois, plus haut que large, ayant la forme d'une barratte ou d'une botte.

Règles à suivre avant, pendant et après la cure des bains.

Avant.

Écrire à un des médecins résidant à Gastein l'histoire de sa maladie pour le consulter et savoir si l'on doit s'y rendre — vers quelle époque et dans quelle maison.

Dans les cas d'une réponse affirmative envoyer des arrhes au propriétaire de la maison.

Prendre des habillements d'hiver et des galoches de cuir; le caoutchouc est nuisible.

Visiter, avant de se rendre à Gastein, tous les endroits, les montagnes ou les galeries qu'on aimerait à voir. Achever les affaires les plus ennuyeuses, car toutes ces visites, après la cure en détruiraient presque tous les bons effets et empireraient même l'état du malade.

Le malade fera bien de ne pas prendre de détermination de partir pour Gastein avant d'avoir la pleine certitude qu'après la cure il pourra passer trois mois sans se fatiguer le corps et sans troubler la douce quiétude de son cœur et de son esprit.

Pendant.

Attendre un, deux ou trois jours avant de prendre les bains, afin de s'accoutumer au changement d'air, aux eaux et au nouveau genre de vie; afin de faire à pied les excursions que la cure vous empêcherait ensuite de faire.

Ne faire aucune excursion sans avoir consulté son médecin; parce que la moitié des rechûtes proviennent de ces sortes de fatigues.

Ne rester jamais en plein air, après le coucher du soleil, ni pour attendre la poste ni pour écouter la musique.

La santé avant tout.

Après.

(Pendant l'espace de 3 à 12 semaines).

Sérénité d'esprit.

Pas de fatigues de corps ni d'esprit.

Pas d'affaires sérieuses.

Point de longues promenades, ni d'ascensions.

Pas de remèdes, ni à l'intérieur ni à l'extérieur, excepté pour des maladies nouvelles.

Un bain tiède de propreté par semaine.

Pas d'autres bains ni froids, ni chauds ni lotions froides.

Dépenses approximatives de la Cure.

I.

Si le séjour se prolonge au-delà de cinq jours, chaque personne, ou chaque famille est tenue de payer de 3 à 9 florins *Curtaxe* au *comité des bains* (selon sa position de fortune ou le nombre des membres de la famille). Cet argent sert à l'entretien des promenades, à l'achat des journaux et des bancs disposés à chaque pas etc.; *trois* à cinq florins pour *la musique* qui se fait entendre plusieurs fois par jour, à partir du 15 Mai au 15 Septembre, sur la place, ou dans la galerie vitrée. Cette galerie longue de 132 m. 72 c. sur 5 m. 68 de largeur offre une agréable promenade quand le temps est pluvieux, (Trinkhalle) il s'y trouve une fontaine d'eau thermale, c'est aussi le rendez-vous des malades qui y boivent les eaux minérales ou le petit lait. A l'extrêmité de la galerie se trouve un salon pour les dames avec un bon piano, et un grand salon de lecture avec des journaux dans plusieurs langues, un piano et les listes des étrangers de toutes les stations thermales d'Allemagne. Entre les deux salons il y a la boutique d'un confiseur. A l'extrêmité opposée de la galerie il y a une bibliothèque de louage et le relief des Alpes de Gastein (avec leurs vallées), qu'on ne doit pas manquer de visiter, pour avoir une bonne idée du pays, et pour venir au secours d'une bonne œuvre, (en payant $^1/_4$ franc), celle d'enseigner la couture aux pauvres filles.

II.

Le prix des bains est de *4 florins et demi* par semaine, linge compris; mais les personnes qui peuvent le faire, feront mieux d'apporter leur linge.

Du 15 Juin au 1 Septembre les personnes qui logent dans les maisons où il y a des bains sont tenues d'en payer la taxe qu'elles prennent des bains ou non.

La *gratification* du maître baigneur dans toutes les maisons ainsi que *celle* de la fille de chambre est 1 florin par semaine, s'il n'y a pas de service extra.

Les personnes qui veulent vivre économiquement ou celles qui ne supportent pas facilement les émanations continuelles des conduits d'eaux chaudes, feront mieux d'aller s'établir dans les maisons qui en sont dépourvues.

III.

Le prix d'une chambre varie depuis deux jusqu'à trente cinq florins par semaine, selon le mois, la situation et le comfort.

Les appartements dans la partie supérieure ou centrale de Gastein, sont plus recherchés que dans la partie inférieure, et sont pour cela plus chers

Remarque nécessaire pour le départ.

Aucun malade ne commandera une voiture, ni n'arrêtera une place dans la malle poste ou ne fixera le jour de son départ sans avoir préalablement consulté son médecin à ce sujet; — par ce que le temps du départ a autant d'influence sur la santé du malade que la cure elle-même.

Personne ne devrait partir de Bad-Gastein avant 8 ou 9 heures du matin, à cause de l'excitation de l'ame parce que cette inquiétude détruirait le repos de la dernière nuit et diminuerait les bons effets du traitement.

Excursions dans la vallée de Gastein.

I.

Excursions permises seulement en voiture pendant la cure entiere des bains.

1) *Dorf-Gastein*,

2) *Hof-Gastein* avec les ruines des palais des anciens propriétaires des mines d'or; le *Parc* avec une source d'eau minérale froide, légèrement purgative; le *Moulin* (Mühle) sur une colline avec une autre source d'eau minérale froide, très bonne à boire et guérissant quelques maladies d'estomac et des reins.

3) *Le vieux Château de Weitmoser* (Schloss) maintenant un café avec une vue magnifique.

4) *Le Châlet-suisse* (Schweizer-Hütte) restaurant avec parc, rendez-vous du „beau monde" de Hof- et de Bad-Gastein.

5) Le Café *Gadaunern.*

6) La *Villa Julia*, hôtel et jardin du Grabenwirth, située en pleine campagne, avec la plus belle vue de la cascade et de Bad-Gastein.

7) Le Café *Bad-Brück.*

8) Le Café *anglais* spécialement recommandé.

9) La vallée de *Kötschach*, ou *Himmelwandthal* (où l'on chasse très souvent les chamois au

mois d'Août) mais pas plus loin que la maison des chasseurs, le chemin carossable finissant.

10) La *vallée* de Böckstein (Böck-Gastein) avec auberge de Patschger et un étang d'eau fraîche, rempli de truites; *le village de Böckstein*, où se trouvent les mines d'or, d'argent et de cuivre, et hôtel restaurant de Weissmayr avec la *meilleure source d'eau minérale froide* qui peut très bien remplacer les sources chaudes de Gastein dans le cas des personnes d'un tempérament trop sanguin ou trop bilieux.

11) Dans le premier tiers de la vallée dite *Anlaufthal*, mais ne pas aller au delà à pied.

II.

Excursions permises seulement avant la cure de bains:

possibles seulement à cheval ou à pied par un bon marcheur.

1) Les trois belles cascades sur la route de Nassfeld:

Kesselfall (la cascade du chaudron);
Schleierfall (la cascade du voile);
Bærenfall (la cascade des ours).

2) Le haut plateau de Nassfeld, le *Campus humidus* des Romains, avec l'amphithéâtre des glaciers, la source de l'Ache de Gastein et le col du Mallnitzer Tauern, par dessus lequel passe

l'unique sentier praticable (à pied ou à dos de cheval) qui relie la vallée de Gastein à la Carinthie; il y a aussi à Nassfeld de petits châlets où l'on peut se procurer des rafraîchissements.

3) Les *Mines d'or de Radhausberg.*

4) La vallée de la *Sieglitz* avec le col qui mène *aux Mines d'or de Rauris.*

5) La vallée de *Anlaufthal*, avec deux cascades: le *Hœhkahrfall* et le *Tauernfall*, et le roi des pics d'alentour, le majestueux *Ankogel* 3.477 m. l'éldorado des minéralogistes.

6) L'extrêmité de la vallée de *Kötschach*, Himmelwandthal (avec une belle cascade) très-intéressante pour les amateurs de Cryptogames.

7) La vallée *d'Angerthal.*

8) Le lac *Redsee*, riche en poissons.

9) La montagne de *Bockart* sur le chemin de *Nassfeld* avec le *Lac empoisonné* qui ressemble à la mer morte; il n'y a ni poisson dans l'eau, ni oiseau dans l'air, ni végétation sur ses bords à cause de l'arsenic qu'il contient. Dans le voisinage il y a une source empoisonnée contenant beaucoup d'arsenic.

10. La plus belle, mais aussi la plus fatigante de ces excursions est l'ascension du *Gamskahrkogel* (la montagne du pâturage des chamois, le Rigi de la province) avec une vue majestueuse qui embrasse plus de cent glaciers et qui s'étend jusqu'au *Grossglockner* en Carinthie et le *Dachstein* en Styrie.

5 *

III.

Excursions au Commencement de la cure des bains,

à faire moitié en voiture, moitié à pied, en chaise à porteur, ou à cheval; les excursions faites à pied les seront avec le consentement du médecin.

En général on peut visiter toutes les vallées déjà mentionnées pourvu que l'on ne s'aventure pas plus loin, qu'une 1/2 heure après avoir quitté la voiture.

1) *Rudolfs-Höhe* (la colline de Rodolphe) café (un peu au-dessus de la route du *Kötschachthal*) où l'on peut se rendre presqu'entièrement en voiture, seulement à la fin il y a une montée d'une 1/4 heure.

2) *Windischgrœtz-Hœhe; colline de Windischgrœtz*) en allant jusqu'à la chapelle, près du café de *Patschger;* mais il faut se garder de gravir l'autre sentier très escarpé qui est près de la cascade; les efforts que l'on ferait, anéantiraient infailliblement les bons effets de la cure.

3) *Patriarchen-Gloriette* (la Gloriette du Patriarche) sur la colline de Pyrker, ainsi appelée du patriarche d'Erlau, le poëte Pyrker.

4) Café dite *Schwarze Lise,* à l'entrée du Kötschachthal. Une des excursions les plus recher-

chées, à cause de la vue magnifique et des rafraîchissements bons et bien servis.

IV.

Excursions accessibles à pied et permises même, en prenant les bains, à tous les malades qui peuvent bien marcher.

1) Le Café-Restaurant de *Bellevue*.

2) *Kœnig Otto's Belvedere* (le Belvédère du roi Othon).

3) *Schiller-Hœhe* (la colline de Schiller).

4) Le Café et le jardin *l'Hôtel du Cerf* (Hirsch) avec une grande piscine et un jeu de quilles.

5) Le *Kaiserweg* l'unique promenade à plein pied avec la vue la plus magnifique partant de l'hôtel du Hirsch et aboutissant dans le Himmelwandthal.

6) La *Kaiser Friedrichs-Laube* (Pavillon de l'Empereur Frédéric) café avec jardin.

7) *Café et hôtel de Patschger* (dans la vallée de Böckstein).

8) Les *promenades publiques ou parcs* sillonnés de sentiers en pentes douces, sur le versant des montagnes adjacentes.

Abrégé Historique
de la vallée de Gastein.

La nature du sol et la configuration des montagnes prouvent assez, que le *Champ-Humide* ou *Nassfeld* et les deux vallées de *Böckstein* et de *Hof-Gastein* ont dû être jadis de vastes lacs qui se sont écoulés par suite de grandes révolutions terrestres, ne laissant d'autres traces visibles de leur existence que leurs lits et les torrents qui les alimentaient; ils avaient assurément pour digues les deux rochers des cascades de *Bad-Gastein* et de *Lend.*

L'histoire de la vallée de *Gastein* embrasse cinq périodes.

Première période.

Depuis la *découverte de la principale source chaude* vers 680 après J. C., jusqu'à l'introduction de la civilisation et à l'élévation de l'endroit au rang de *station thermale* (1436 après J. C.), soit un espace de 836 ans.

La tradition rapporte qu'au temps de St. Rupert (582—623) premier-évêque de Salzbourg, trois chasseurs de *Goldegg* poursuivaient un cerf déjà blessé, quand ils se virent sondainement attirés vers des vapeurs s'élevant d'une source d'eau chaude.

Ils s'en approchèrent et découvrirent, à leur grande surprise, ce même cerf qui baignait ses blessures dans l'eau chaude, et tout auprès deux anachorètes, deux pieux serviteurs de Dieu, Prime et Félicien, qui intercédèrent pour la conservation de cet animal et apprirent en même temps aux chasseurs émerveillés les vertus curatives de ces eaux.

Prime et Félicien, mis depuis au nombre des saints, sont aujourd'hui les patrons de l'église de Bad-Gastein. La croyance populaire en a fait des martyrs, qui auraient été transportés à Rome et déchirés par les bêtes féroces; mais vers ce temps-là, il n'y avait plus de Romains, en deçà des Alpes.

L'exploitation des mines d'or, long-temps abandonnée par suite de la retraite forcée des Romains, est reprise et continuée sous l'administration des évêques de Salzbourg.

Seconde période.

La deuxième période va depuis l'introduction de la première civilisation dans la vallée de Gastein (1436), jusqu'au premier examen scientifique des eaux thermales par le fameux alchimiste Théophraste Paracelse (1562), médecin à Salzbourg. Il prétendait que les sources chaudes de Gastein contenaient de l'or, de l'argent et de l'arsenic.

Événements.

Il n'y avait guère plus de cinq ou six maisonnettes à Bad-Gastein, quand l'empereur Frédéric III, grand-père de Maximilian Ier vint prendre les bains (1436).

Les mines d'or étaient alors très florissantes; et il se faisait un commerce très actif entre l'Allemagne et l'Italie; il existait aussi des relations avec Suez par la voie de Venise. La fondation de l'hôpital de Bad-Gastein date de 1496 par un banquier de Salzbourg.

Troisième période.

La troisième période va depuis 1562 jusqu'à la première analyse scientifique, d'après la nouvelle méthode de chimie, par Barisani en 1785.

Événements.

Il y eut des tremblements de terre, des inondations et des incendies qui détruisirent Hof-Gastein, l'endroit alors déjà le plus important de la vallée.

Les guerres de religion, en 1614 et l'expulsion des mineurs protestants, en 1731, furent le signal de la décadence des travaux des mines, et l'origine du développement de la station-thermale de Gastein.

C'est de cette époque que date la création des livres ou archives, appelés *Chroniques des Bains de Gastein*, écrites par les visiteurs eux-mêmes, en prose et en vers, en toutes langues, renfermant des louanges ou des satyres, selon les effets obtenus. Il existe déjà dix volumes de cette Chronique qui se continue d'année en année.

Fondation d'une succursale thermale à Badbrück en 1758; mais ce nouvel établissement a été malheureusement détruit peu de temps après par une inondation.

Le gouvernement de Salzbourg envoyait, pour la première fois un médecin à Bad-Gastein (1605).

Le Docteur Barisani fait une bonne analyse de eaux thermales (1785), en reconnait la nature alcaline et la pauvreté en parties constituantes solides.

Quatrième période.

La quatrième période s'étend de 1785 à 1830, où fut fondé l'établissement d'une station thermale à Hof-Gastein.

Événements.

Construction du château en 1794, sécularisation du gouvernement qui passe successivement de Salzbourg aux gouvernements de la Toscane, de la Bavière et enfin de l'Autriche.

Premier examen thérapeutique des sources, par le docteur Niederhuber, l'analyse des eaux par Hühnefeld, dans le laboratoire de Berzélius.

Examen électro-magnétique et optique par Baumgartner et Stahl.

Établissement d'une conduite de (4400 tuyaux de bois) qui fournit une partie des eaux thermales à Hof-Gastein.

Construction des bains de vapeur à Bad-Gastein.

Cinquième période.

La cinquième période va de 1830 jusqu'à nos jours.

Événements.

Fondation d'un hôpital militaire à Hof-Gastein par le patriarche Pyrker.

La découverte de la source supérieure par Reissacher.

Établissement d'un observatoire météorologique 1852, et d'une station télégrafique.

L'analyse de la source thermale par Redtenbacher à Vienne (Autriche) 1862.

Construction d'une chapelle évangélique 1872.

Construction d'une grande église catholique 1876.

Églises et Autorités
de la vallée de Gastein.

Dans tous les 4 villages principaux il y a une église catholique; mais à Bad-Gastein il y en a deux; une *très ancienne* (St. Nicolas) hors du village près de l'hôtel Hirsch et une *nouvelle*, grande, qui vient d'être achevée dans le centre du village.

Puis une chapelle catholique, dans l'hôtel Schernthaner (Grabenwirth). A Bad-Gastein, il existe aussi une chapelle protestante, construite depuis 8 ans, et désservie par un pasteur qui est envoyé à chaque saison.

Le chef politique de la vallée réside à St. Jean (St. Johann). — Le Magistrat de la vallée demeure à Hof-Gastein, où se trouve aussi le chef militaire commandant l'hôpital militaire et protecteur de tous ceux qui appartiennent à une armée quelquonque.

Enfin, il y a un Chirurgien à Hof-Gastein qui y réside toute l'année, tandisque les médecins quittent Hof-Gastein et Bad-Gastein après la saison, excepté le médecin de la commune.

Il y a aussi à Bad-Gastein un *Comité des bains*, institué pour prendre soins des intérêts sanitaires et sociaux — et des agréments des visiteurs. Ce Comité consiste du *maire* du village comme président, des 3 médecins les plus anciens, de 3 propriétaires de Bad-Gastein, et de 3 visiteurs (ou malades) qui viennent à Gastein depuis plusieurs années.

Maisons à Bad-Gastein.

Elles varient suivant leur position et leur installation, par rapport aux bains et aux autres avantages.

I. Position.

a) *Celles qui ont la position la plus élevée sont;*

1. Villa Hollandia. 2. Bellevue. 3. Grojer. 4. Meilinger. 5. Waha. 6. Helenenburg.

b) *Sur un terrain plus bas, mais au niveau avec le centre du village* (le Straubinger Platz et la Wandelbahn ou la galerie vitrée), *ce sont les suivantes*:

7. Solitude. 8. Villa Meran. 9. Provenchères. 10. Prælatur. 11. Binderhaus. 12. Alte Straubinger-Hütte. 13. et 14. Les deux Hôtels Straubinger. 15. Schloss (Château).

c) *Près de l'hôtel Straubinger, mais un peu plus bas*:

16. Établissement des bains de vapeur. 17. Schwaigerhaus. 18. Gruber. 19. Lainer sénior. 20. Bauer. 21. Pfarrhaus. 22. Altes Schulhaus. 23. Taxen.

d) *Au même niveau, mais plus loin* de 5 minutes:

24. est situé l'hôtel Hirsch au Kaiserweg, à la promenade la plus favorite.

e) Plus bas encore sont les maisons suivantes:

25. Moser. 26. Posch. 27. l'Hôpital. 28 et 29. les 2 hôtels de Grabenwirth (Schernthaner). 30. Paul Windischbauer. 31. Weingartner. 32. Kaiser Friedrichs-Laube. 33. Senger. 34. Grabenbäcker. 35. Deutsch. 36 et 37. Nouvellement baties (1875) les 2 maisons dites Kurhaus Nr. 1. et Kurhaus Nr. 2.), dessous la galerie vitrée. — 39. la maison meublée de Mühlberger située entre l'église St. Nicolas et la Kaiserpromenade. 40. la maison de Wenger à cette Promenade même. 41. Neues Schulhaus.

II. Arrangement pour les bains.

Presque toutes les maisons sont pourvues de bains; mais

a) Sont exceptées dans le village même:

1. Grojer. 2. Meilinger. 3. Waha. 4. Binderhaus. 5. Alte Straubinger-Hütte. 6. Altes Schulhaus. 7. Weingartner. 8. K. Friedrichs-Laube. 9. Deutsch. 10. Neues Schulhaus.

b) Aussi les maisons suivantes dans le voisinage:

1. Schweizerhütte. 2. Villa Julia. 3. Englisches Kaffeehaus. 4. Patschger (Rieser) Hôtel. 5. Rudolfs-Höhe. 6. Schwarze Lise.

III. Hôtels Restaurants et Auberges.

1. Bellevue. 2. Patschger (Rieser). 3. Straubinger. 4. Schloss. 5. Posch. 6. Taxen. 7. Grabenwirth. 8. Hirsch. 9. Villa Julia. 10. Schweizerhütte.

Les hôtels de premier rang sont:

1. Straubinger. 2. Schloss. 3. Hirsch. 4. Grabenwirth.

Toutes les autres maisons ne sont que des maisons meublées, (hôtels garnis) ou l'on peut avoir son déjeûner et son souper modeste; mais, si on le demande, on apporte le diner du restaurant ou de l'hôtel.

Arrangement par rapport aux autres avantages:

Quand on veut fuir le bruit de la cascade, on choisit l'une des maisons suivantes:

Quelques chambres de la: 1. Solitude. 2. Villa Hollandia. 3. Bellevue. 4. Grojer. 5. Meilinger. 6. Waha. 7. Alte Straubinger-Hütte. 8. Binderhaus. 9. Villa Meran *). 10. Provenchères. 11. Prælatur. 12. Quelques chambres chez Gruber. 13. Et chez Lainer. 14. Hirsch. 15. Paul Windischbauer. 16. Weingartner. 17. Senger. 18. Neues Schulhaus. 19. K. Friedrichs-Laube. 20. Helenenburg et 21. les maisons dans les environs (voisinage).

Maison avec chambres au rez-de-chaussée.

1. Solitude. 2. Bellevue. 3. Grojer. 4. Meilinger. 5. Waha. 6. Helenenburg. 7. Provenchères. 8. Prælatur. 9. Straubinger. 10. Schwaigerhaus. 11. Gruber.

---

*) Villa Meran n'est pas à louer actuellement.

12. Posch. 13. Moser. 14. Hirsch. 15. Paul Windischbauer. 16 Neues Schulhaus.

Maisons avec jardins.

1. Solitude. 2. Villa Meran (avec jardin botanique). 3. Villa Hollandia. 4. Bellevue. 5. Provenchères. 6. Schwaigerhaus. 7. Gruber (près de la forêt). 8. Pfarrhaus. 9. Hirsch. 10. Helenenburg. 11. Toutes les maisons dans les environs, déjà nommées. 12. Neues Schulhaus.

A Böck-Gastein il y a un hôtel nouvellement restauré de Ier rang avec parc, où se trouve la fontaine salutaire pour faire la cure (Trinkkur) et un Hôtel de IIe rang — enfin une maisonnette Villa Windischbauer.

La *Poste* est à Bad - Gastein à l'Hôtel Straubinger ouverte de 8 heures matin à 8 h. soir.

La malle poste (avec lettres et voyageurs) part et arrive (du 15 Juin jusqu'au 1 Octobre) 3 fois par jour.

Le Bureau du télégraphe se trouve dans le Kurhaus Nr. 1. et en pleine saison est ouvert de 7 heures du matin — à 9 heures du soir.

L'établissement des bains de vapeur (petite maisonnette après Straubinger) est ouvert au public de 8 heures du matin, — 8 heures du soir.

La station météorologique se trouve dans la villa Hollandia.

Routen *von und nach* **Wildbad-Gastein** *nach* **Fahrstunden** *mittelst* **Eisenbahn** (——) *oder* **Post** (——) *oder nach* **Gehstunden** (......)

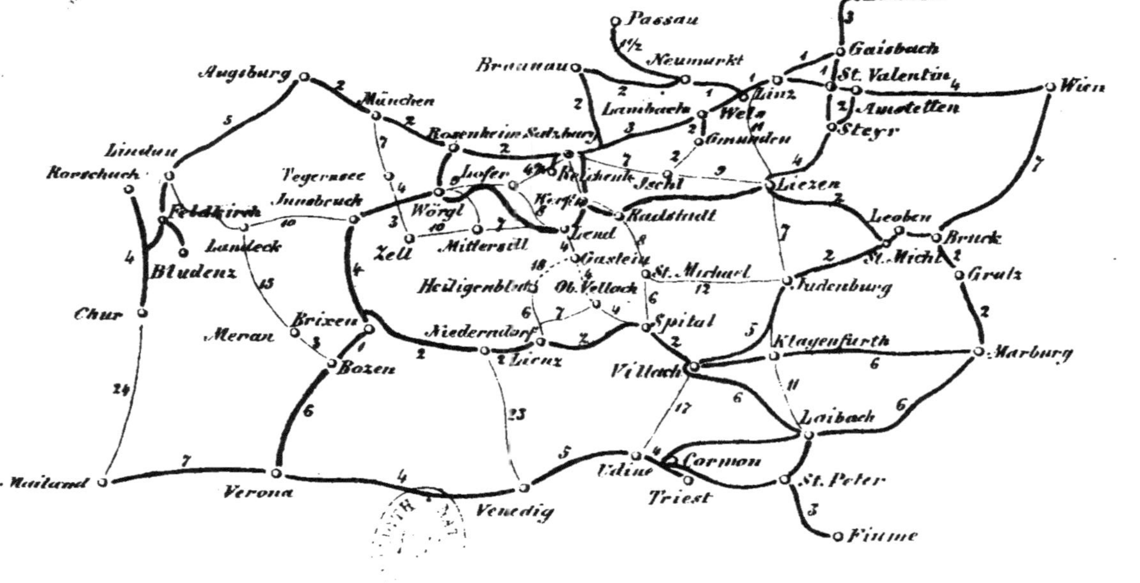

www.ingramcontent.com/pod-product-compliance
Lightning Source LLC
LaVergne TN
LVHW020420230826
846091LV00004B/1350

* 9 7 8 2 3 2 9 3 3 5 7 7 3 *